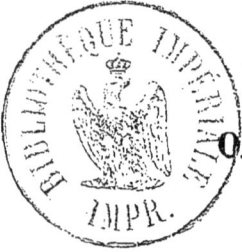

OBSERVATIONS CHIRURGICALES.

OBSERVATIONS CHIRURGICALES

Epingle dans l'articulation du genou ; Luxation du quatrième métacarpien ; Dystocie causée par l'hydropisie ascite du fœtus,

Par le docteur E.-F. MAURICE.

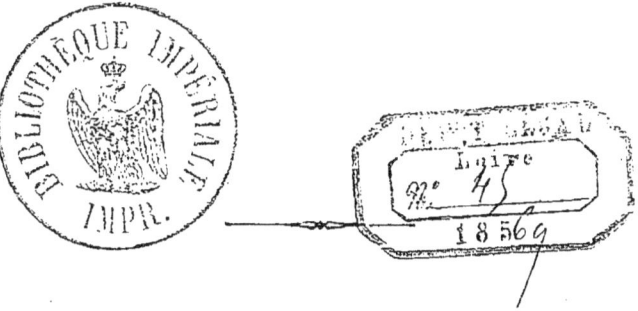

SAINT-ETIENNE,

Imprimerie et lithographie de J. Pichon, rue Brossard, 9,

1869

NOTE

Pour servir à l'histoire des corps étrangers intra-articulaires.

—

EPINGLE DANS L'ARTICULATION DU GENOU;
extraction, guérison.

Inspirées d'abord par des idées théoriques, plus ou moins justes, plus ou moins fondées, les pratiques de l'art chirurgical ne s'établissent en règles définitives que lorsqu'elles ont subi le contrôle réitéré de l'expérience de plusieurs praticiens. C'est pour ce motif que les faits chirurgicaux rares méritent, pour la plupart, d'être publiés. Ce sont pour ainsi dire autant de pierres d'attente destinées à être mises en œuvre plus tard pour l'édification de quelque partie de la science encore pauvre en matériaux. C'est ainsi que l'histoire des corps étrangers intra-articulaires, encore fort incomplète aujourd'hui, pourra, si je ne me fais illusion, tirer quelque profit de l'observation suivante :

Le dimanche 2 septembre 1866, sur les dix heures du soir, on m'apporta, dans mon cabinet, une petite fille de Côte-Chaude, village des environs de St-Etienne, âgée de 12 ans, qui avait, disait-on, une épingle dans le genou. La tante qui lui servait de mère, me raconta que l'enfant, dans la soirée, était tombée et qu'elle s'était relevée en criant : quelque chose m'a piqué au genou. Elle regarda aussitôt le genou et vit sur la peau une tête d'épingle qui lui fit supposer que le corps de l'épingle elle-même avait pénétré tout entier dans les chairs ; elle saisit la tête de l'épingle pour l'arracher ; mais cette tête lui resta seule à la main. Le corps de l'épingle qu'elle avait cependant parfaitement senti, disparut dans les chairs. L'enfant poussant continuellement des cris de douleur, on s'était décidé à l'amener tout de suite auprès d'un médecin.

Ces renseignements recueillis tout en examinant le genou, je constatai parfaitement au côté interne de la rotule du genou droit, la trace d'une piqure récente, mais en appuyant la pulpe des doigts sur ce point, il me fut impossible de sentir rien qui indiquât, au-dessous, la présence d'un corps étranger. Je pinçai même la peau et la soulevai pour mieux sentir au-dessus : pas de trace d'épingle. J'en étais à me demander si, par hasard, l'épingle ne serait pas sortie toute seule sans qu'on s'en fût aperçu. Mais les parents assurant que cela n'était pas possible et, de plus, l'enfant affirmant avec énergie qu'elle sentait toujours le corps étranger dans son genou, je dus procéder à une nouvelle investigation. La jambe était dans la position étendue, j'essayai de la fléchir. L'enfant se mit à pousser des cris de douleurs effrayants; je n'en persistai pas moins à continuer le mouvement de flexion, malgré la résistance opposée.

Pendant ce mouvement de flexion, je sentis manifestement, dans l'articulation, s'opérer un craquement avec ressaut de la rotule, et en même temps, je vis saillir, sous la peau au-dessus du bord supérieur de la rotule, un corps étranger qui ne pouvait être que l'épingle cherchée. Aussitôt, la jambe étant fortement fixée dans la position demi-fléchie, je fais une incision de un centimètre de long sur le corps saillant; une pince introduite dont la plaie ne tarde pas à toucher et bientôt à saisir l'extrémité de l'épingle découronnée de sa tête.

La pince était une forte pince à arrêt; l'épingle bien saisie, je tire, mais rien ne vient et la pince glisse. Cinq ou six fois de suite, je répète la même manœuvre sans autre résultat que de faire saillir l'extrémité de l'épingle de quelques millimètres hors de la plaie. J'emploie deux pinces sans plus de succès. Alors j'eus l'idée d'employer un petit étau à main d'horloger que je possédais heureusement parmi divers outils.

L'épingle, une fois saisie avec cet instrument, ne glissa plus. Dans un premier temps de traction, j'amenai peu à peu l'épingle à saillir d'un demi-

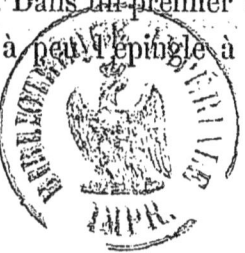

8

centimètre environ hors de la plaie, je profitai de
ce premier résultat pour ressaisir l'épingle plus
solidement avec mon étau, et, après cela, je tirai
sans crainte de lâcher.

C'était une grosse épingle de fer étamé ; elle
vint à demi-courbée, et il me parut évident
qu'elle était accrochée par dessous la rotule et
que pour l'arracher, j'avais dû la redresser en
grande partie en tirant, et c'est pour cela qu'elle
avait opposée autant de résistance aux efforts de
traction. Une petite quantité de liquide blanc
onctueux qui s'échappa de la plaie, immédiatement
après mon incision, ne m'aurait pas permis de
conserver aucun doute sur la situation intra-arti-
culaire du corps étranger, si toutes les autres
circonstances n'eussent déjà suffi à démontrer ce
fait.

L'épingle sortie, la blessée cessa complètement
de souffrir. Je rapprochai avec beaucoup de soin
les lèvres de la petite plaie, avec des bandelettes
de taffetas anglais, croisées et superposées afin de
mieux empêcher l'entrée de l'air, puis bandais le
genou en recommandant un repos complet du
membre blessé pendant plusieurs jours.

Quelque temps après, en passant à Côte-Chaude,
j'eus l'occasion de revoir l'enfant. Le genou était
parfaitement sain, et l'unique trace de l'accident
était la petite cicatrice consécutive à l'incision.
On m'apprit que l'accident n'avait eu d'autre

suite qu'un peu d'enflure et de douleur au genou, phénomènes qui avaient eux-mêmes disparu au bout de peu de jours.

Si nous résumons maintenant, en quelques mots, l'enseignement qui ressort de ce fait chirurgical, nous voyons par cet exemple : 1° qu'un corps étranger piquant, épingle ou aiguille, peut pénétrer en totalité dans l'intérieur d'une grande articulation comme celle du genou;

2° Dans certaines positions de l'articulation, le corps étranger peut se dissimuler complètement, soit à la vue, soit au toucher;

3° En changeant cette position, on peut rendre saillante l'une des extrémités du corps étranger;

4° La flexion forcée qui a réussi dans le cas actuel parce que l'épingle était en métal flexible, eut peut-être donné un mauvais résultat avec une aiguille en acier; celle-ci, plus cassante, aurait pu se rompre en deux au moment de la flexion, ce qui aurait rendu l'extraction fort difficile, et, à coup sûr, plus dangereuse dans ses suites;

5° Une plaie articulaire étroite, rapprochée avec beaucoup de soin, de manière à empêcher l'entrée de l'air, peut n'être suivie d'aucun accident sérieux, même dans une grande articulation comme celle du genou.

LUXATION DU QUATRIÈME MÉTACARPIEN

Les luxations des quatre derniers métacarpiens, en tant que lésion principale, si l'on en croit les auteurs classiques de chirurgie, n'auraient pas encore été observées. « La solidité des ligaments, dit A. Bérard (Dictionnaire en 30 volumes, tome 18, page 315, article main), l'absence presque complète des mouvements dans les articulations des extrémités supérieures des quatre derniers métacarpiens, rendent les déplacements de ces os à peu près impossibles, sauf les plaies d'armes à feu, de broiement de la main par un corps très-pesant, où la luxation est compliquée de si grands désordres dans les parties molles et dans les os, qu'elle n'est alors qu'un accident relativement de peu d'importance. »

« Le premier os du métacarpe, dit aussi Vidal de Cassis, dans son traité de pathologie externe (tome 2, page 340), est le seul qui se luxe. Les quatre autres sont trop solidement fixés entre eux et avec les os de la seconde rangée du corps, pour subir des déplacements importants. »

D'après ces citations, on voit qu'un cas de luxation du quatrième métacarpien, est un fait chirurgical tout-à-fait nouveau et qui, comme tel, mérite d'être signalé. Voilà l'observation succincte du fait que j'ai rencontré dans ma pratique.

Au mois d'août dernier, un nommé Durand, ouvrier armurier, demeurant rue Mulatière, 40, à Saint-Etienne, vint me consulter pour une blessure à la main droite, qu'il s'était faite dans les circonstances suivantes : inventeur d'une nouvelle cartouche pour le fusil Chassepot, il essayait une de ses cartouches. Après avoir posé sa cartouche dans le canon, il la poussait en avant, à l'aide du verrou saisi de la main droite; mais avant qu'il ait eu le temps de fixer le verrou en le rabattant sur l'arrêt, la cartouche avait fait explosion. Le verrou repoussé brusquement en arrière, l'avait frappé dans le milieu de la paume de la main, où il avait produit une plaie superficielle de peu d'importance avec une forte contusion.

En même temps s'était produite au dos de la main, une saillie anormale qui indiquait un dérangement des os. C'est pour ce motif que Durand était venu me consulter.

En examinant le dos de la main, je remarquai effectivement une saillie très-évidente, dépassant d'un demi-centimètre, environ, le niveau général des autres parties. Cette saillie correspondait juste à l'extrémité supérieure du quatrième métacarpien. Dès lors, il fut évident pour moi que j'avais sous les yeux une luxation incomplète de cet os. Je procédai immédiatement à la réduction qui se fit sans aucune difficulté. Tenant avec la main gauche le doigt annulaire tiré, j'exerçais par son intermédiaire une légère traction sur le métacarpien luxé.

En même temps, je pressais, avec le pouce de la main droite, sur la saillie osseuse. L'os rentra en place aussitôt, et toute trace de saillie anormale disparut. Le repos et l'application des compresses imbibées d'un liquide résolutif, furent ensuite prescrites, et suffirent pour compléter la guérison.

OBSERVATION DE DYSTOCIE

Causée par l'hydropisie ascite du fœtus,

Recueillie en décembre 1858.

———————

Mme F***, demeurant à Saint-Étienne, rue Richard, âgée de 30 ans environ, avait eu déjà deux enfants dont les couches avaient été des plus faciles. Dans sa troisième grossesse, elle eut divers ennuis assez vifs causés par la maladie d'un de ses enfants. Quoiqu'elle fut arrivée au septième mois de sa grossesse, elle sentait faiblement remuer son enfant. Son ventre était énorme et elle était si gênée qu'elle pouvait à peine s'occuper de son ménage.

Enfin, depuis quelques jours, elle avait cessé de sentir son enfant, lorsque les douleurs se déclarèrent; une sage-femme l'assistait. La poche des eaux percée, il s'en écoula une très-grande quantité. Nonobstant des douleurs assez vives, la tête ne descendait point. M. le docteur Pautrier fut appelé. Il appliqua le forceps et amena la tête hors de la vulve; mais arrivée là, la tête ne put aller plus loin et elle glissa entre les branches du forceps. M. Pautrier s'était assuré qu'il n'existait, ni bruit du cœur, ni bruit de souffle placentaire, ce qui, avec l'absence de mouvements de l'enfant, lui fit conclure qu'il était mort.

La tête sortie, il amena ensuite un bras qui était infiltré. Tous les efforts de traction restant infructueux, M. Pautrier soupçonna que l'obstacle à la sortie de l'enfant, était ou une monstruosité double, ou une augmentation morbide du volume du corps du fœtus et, en conséquence, il demanda à être assisté d'un autre confrère; ce qui fut accepté.

On vint me chercher; lorsque j'arrivai, je trouvai les choses dans l'état que je viens d'exposer. Les douleurs utérines avaient cessé. Nous sortîmes alors le second bras, puis nous tirâmes fortement sur la tête du fœtus mort. Celle-ci se détacha du tronc. Le toucher étant devenu plus facile, nous reconnûmes que le volume anormal du ventre du fœtus était la seule cause qui l'empêchait de sortir; alors nous décidâmes la version. Dans la prévision d'une ponction nécessaire, M. Pautrier alla chercher un trois-quart. Pendant son absence, et avec son assentiment, je complétai la version commencée avant son départ. Alors, en tirant sur les deux jambes, je sentis que les chairs du fœtus se déchiraient; je portai le doigt le long des cuisses du fœtus et je reconnus à l'aîne une déchirure qui avait mis à nu la crête iliaque de l'os coxal. En même temps, je sentis que la poche abdominale, pleine d'eau, n'était plus séparée de mon doigt que par une mince épaisseur de tissus. J'enfonçai la pointe de mon doigt dans ce point moins résistant, et immédiatement, il s'échappa un flot de liquide tellement abondant qu'il remplit presque un grand vase de nuit.

Aussitôt que le liquide eût fini de couler, les coliques utérines recommencèrent, et quelques légères tractions sur les jambes suffirent pour amener dehors le reste du corps. Au bout de deux minutes environ, l'utérus se contractant pour chasser le placenta, j'essayai d'exercer quelques tractions sur le cordon pour favoriser l'expulsion du délivre. Le cordon ramolli était si faible qu'il se rompit immédiatement. Alors, sans plus attendre, j'introduisis la main pour aller chercher le placenta. Je le saisis par les bords qui se présentaient, et en faisant de très-légères tractions, en même temps que je faisais pousser l'accouchée, il vint assez facilement qnoiqu'il fut d'un volume énorme. Il avait au moins *le double de surface et le double d'épaisseur* d'un placenta ordinaire, c'est-à-dire, un volume triple ou quadruple.

Le fœtus était dans un état d'anasarque général ; la cavité péritonéale formait une poche énorme. *Le foie était volumineux et induré ;*

c'est la seule altération organique manifeste, de viscère important, que nous ayons pu constater. La rate, les reins, le cœur étaient en bon état. Probablement que la maladie du foie à été le point de départ de l'hydropisie du fœtus ainsi que de l'augmentation anormale du volume du placenta.

Les cas de dystocie par cause d'hydropisie ascite du fœtus, sont encore des faits rares. C'est à ce titre que la publication de la présente observation me paraît indiquée et motivée. La science et l'art obstétrical peuvent, à ce qu'il me semble, en tirer quelque profit.

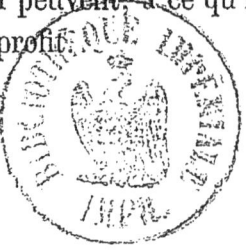

Saint-Etienne, imprimerie de J. PICHON, rue Brossard, 9.

www.ingramcontent.com/pod-product-compliance
Lightning Source LLC
Chambersburg PA
CBHW070502201125
35719CB00039B/2801